QUELQUES MOTS

RELATIFS

AU PRIX D'ARGENTEUIL

ADRESSÉS

À Messieurs les Membres

DE

L'ACADÉMIE ROYALE DE MÉDECINE,

Par le Dᴿ GUILLON,

Chevalier de la Légion-d'Honneur, Chirurgien consultant du Roi, etc.

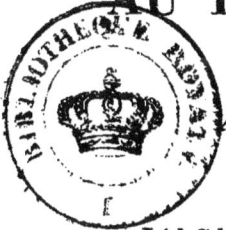

1844

QUELQUES MOTS

RELATIFS

AU PRIX D'ARGENTEUIL

ADRESSÉS

A Messieurs les Membres

DE L'ACADÉMIE ROYALE DE MÉDECINE.

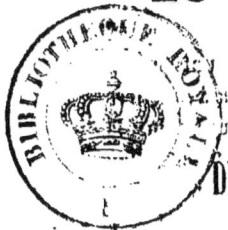

———————◦———————

L'incident relatif à la commission du prix d'Argenteuil, qui a été soulevé dans la dernière séance de l'Académie de médecine, a donné lieu à une discussion dans laquelle les faits qui me concernent ont été exposés d'une manière inexacte. Il m'importe de les rétablir dans toute leur vérité. Pour cela, je n'ai qu'à faire connaître là lettre que j'ai adressée à M. le président de l'Académie, et celle que j'ai cru devoir écrire à MM. les membres de la commission nommée pour le prix d'Argenteuil. On verra par l'une et par l'autre de ces lettres :

1° Que je n'ai pas eu l'intention, car je n'avais ni ce droit ni ce pouvoir, de récuser aucun membre de la commission, comme cela a été dit par erreur ;

2° Qu'à l'égard d'un des membres de cette commission, je faisais appel, il est vrai, à des sentiments et à une détermination que je croyais impérieusement exigés par la circonstance ;

3° Que ce membre s'étant placé volontairement, et sans y être provoqué en aucune façon par moi, dans des conditions telles que l'équité et les convenances lui faisaient un devoir de ne pas être à la fois mon accusateur et mon juge, j'exposais les motifs qui me faisaient espérer qu'il déclinerait l'honneur que lui a fait l'Académie ;

4° Enfin que les accusations portées contre moi par ce membre de la commission, intéressant mon honneur d'homme et mon caractère de médecin, nécessitaient de promptes explications de sa part, et de-

1844

vaient être considérées comme mensongères s'il ne se hâtait de fournir des preuves à l'appui des assertions qu'il s'était permises. Il y aura mardi, 22 octobre, quinze jours, que ma première lettre lui a été communiquée, et cependant il ne m'a encore été fait aucune réponse...

Il est fort regrettable, pour tous les compétiteurs qui ont eu à se plaindre de M. Civiale, autant que pour moi-même, que ces lettres n'aient pas été communiquées à l'Académie. Le conseil, qui a refusé la lecture de ma lettre du 8 octobre, parce qu'il a cru y trouver une demande de récusation d'un juge, est tombé dans une erreur qu'il a fait partager à l'Académie toute entière, et il lui a fait prendre une détermination qu'elle n'aurait probablement pas prise, si elle eût connu toute la vérité. Elle aurait à coup sûr accueilli la proposition si sage et si bien motivée de M. Cornac, ayant pour but d'adjoindre deux nouveaux membres à la commission déjà nommée, moyen de satisfaire tous les intérêts, de sauver toutes les convenances, et d'ôter tout prétexte à des récriminations.

Cette proposition, qui a été vivement appuyée par MM. Nacquart, Desportes et Lagneau, était si raisonnable, si convenable, que, d'après ce que j'avais entendu dire à ce sujet, j'étais persuadé qu'elle émanerait du conseil lui-même.

Il ne me reste, à moi, qu'à faire connaître à chacun des membres de l'Académie les faits dans toute leur exactitude. Loin de courir après le bruit et le scandale, je ferai tous mes efforts pour rester dans la juste limite de ce qui est convenable et équitable; aussi cette communication, sur laquelle je compte, je l'avoue, pour déterminer mon accusateur à *s'expliquer nettement et catégoriquement devant l'Académie*, ne doit-elle être adressée qu'à ses membres seuls. C'est donc une communication presque confidentielle. Je désire sincèrement que mon accusateur *ne me force pas à en étendre la publicité*.

Je dois faire remarquer en terminant qu'un membre de l'Académie, pour lequel je professe la plus haute estime, s'est trompé lorsqu'il a dit que ma réclamation était trop tardive. Par la date de mes lettres, on verra clairement qu'elles ont été adressées avant que la commission se fût constituée; que l'une d'elles, la plus importante, avait été déposée huit jours avant la dernière séance, et que le conseil seul n'a pas cru convenable d'en informer plus tôt l'Académie par un motif honorable qu'il ne m'appartient pas de faire connaître.

Lettre adressée à l'Académie le 8 octobre.

MONSIEUR LE PRÉSIDENT,

J'ai l'honneur d'adresser à l'Académie Royale de Médecine quelques observations relatives à la Commission pour le prix d'Argenteuil. Plein de respect et de déférence pour ses décisions, j'ai aussi la plus grande confiance en sa justice, et c'est à sa justice, dont elle a donné de si nombreuses preuves, que je m'adresse en ce moment.

Je suis au nombre des concurrents pour le prix d'Argenteuil, et j'avoue que j'ai partagé la surprise générale de ne pas voir un des juges de cette commission décliner sur-le-champ l'honneur que lui a fait l'Académie. En effet, Monsieur le Président, le jour même où la Compagnie venait d'investir un de ses membres d'une fonction importante, celui-ci écrivait, contre un des compétiteurs dont il était juge, des accusations graves, des assertions calomnieuses portant atteinte à l'honneur d'un homme, au caractère du médecin. C'est le 24 septembre que l'Académie l'a nommé juge, et, quelques jours après sa nomination, il faisait insérer des assertions calomnieuses dans un journal de médecine très-répandu.

Ce juge, c'est M. Civiale; ce compétiteur, c'est moi.

Pour que l'Académie soit édifiée à cet égard, permettez-moi, Monsieur le Président, de citer ici de courts extraits du nouvel écrit de M. Civiale, qui s'adressent directement à moi; car c'est moi qui ai introduit les *mouchetures urétrales* dans la thérapeutique des maladies des voies urinaires.

« Tantôt, dit-il, on a *mouchetur̀é* l'urètre *là où il n'y avait pas de rétrécissements*, et tantôt on l'a fait *là où l'opération était inutile*. Dans les cas de rétrécissements infranchissables, où la méthode des incisions pourrait être considérée comme auxiliaire, elle est impraticable. » Et plus haut : « J'ai fait voir, dans mon *Traité pratique*, ce qu'on peut attendre de ce procédé aventureux...; mais il y a des hommes prévenus qui ne reculent pas devant l'évidence. Aussi a-t-on vu les auteurs de ces procédés se présenter à *nos académies* avec un aplomb d'autant plus surprenant que les prétendus faits favorables qu'on invoque n'ont aucune valeur réelle. »

Ces lignes, qui portent la signature de M. Civiale, sont extraites du dernier numéro du *Bulletin de thérapeutique*, pour le mois de septembre.

Je dois au respect que je professe pour l'Académie ; je me dois à moi-même, de répondre à ces assertions plus que malveillantes, et de les envisager sous deux points de vue : 1° sous celui des convenances actuelles et relativement au prix d'Argenteuil ; 2° sous celui de leur valeur scientifique et pratique.

1° Il est évident, pour tous, que M. Civiale ne se trouve pas à mon égard dans des conditions d'impartialité et de complet désintéressement. En effet, les opinions qu'il a émises par la voie de la presse, il est intéressé à les soutenir et à les faire prévaloir dans le sein de la commission académique. Or mes travaux et les titres que je présente au concours du prix d'Argenteuil vont donc rencontrer un juge prévenu, dont l'opinion est connue d'avance, qui l'a exprimée d'une manière désobligeante et blessante pour moi, et auprès de qui je ne peux espérer de trouver ni le calme, ni l'examen, ni l'impartialité nécessaires.

Il m'est impossible, Monsieur le Président, d'accepter de pareilles conditions.

Si M. Civiale, qui aurait bien d'autres raisons encore que celles qui me sont personnelles pour s'abstenir, ne se retire pas de la commission du prix d'Argenteuil, je ne peux, moi, accepter comme juge mon accusateur, et je serai obligé de me retirer du concours (1).

Si, au contraire, cédant à un sentiment des convenances que je regarde comme impérieux, M. Civiale se retire de cette commission, j'ai l'honneur de vous prier, Monsieur le Président, de demander à l'Académie qu'elle veuille bien le remplacer par un chirurgien de quelque grand hôpital du centre ; car, permettez-moi de le faire remarquer, dans la commission composée de neuf membres, il ne se trouve que deux chirurgiens d'hôpitaux dans lesquels les malades affectés de rétrécissements de l'urètre ne se rencontrent jamais qu'en petit nombre. A l'Hôtel-Dieu ou à la Charité, au contraire, ces malades abondent, et ces hôpitaux d'ailleurs sont mieux situés pour éviter à la commission et aux concurrents de longues courses et des pertes de temps.

(1) On comprendra aisément qu'au moment où je prenais cette détermination, je ne pensais qu'à M. Civiale ; car je reconnais hautement le savoir, la droiture et l'impartialité des autres membres de la commission ; aussi, malgré mon premier mouvement, dois-je ajourner la décision que j'avais prise de me retirer.

2° Quant à la valeur des allégations de M. Civiale, je suis en droit de lui demander d'abord la preuve de ce qu'il avance. Il m'accuse d'avoir *moucheturé l'urètre là où il n'y avait pas de rétrécissement.* Sur quelle donnée appuie-t-il une assertion aussi grave et aussi outrageante pour moi ? Sur aucune, Monsieur le Président ; c'est là une simple assertion faite avec une légèreté sans excuse, et que je dois relever avec toute l'énergie d'un homme honorable qui toujours a su mériter l'estime de ses confrères.

Tantôt on l'a fait là où l'opération était inutile, ajoute M. Civiale ; seconde allégation injurieuse et aussi dépourvue de preuves que la première.

Dans les cas de rétrécissements infranchissables où la méthode des incisions pourrait être considérée comme auxiliaire, elle est impraticable, continue mon critique. Mais c'est là précisément la question qu'il s'agit de juger, et sur laquelle M. Civiale a si inconsidérément fait connaître son opinion. Je ne peux lui répondre autrement que par ce que j'ai eu l'honneur de proposer déjà à l'Académie lorsque je me suis mis au nombre des compétiteurs, c'est-à-dire en me mettant à la disposition de la Commission pour opérer devant elle tel nombre de malades qu'elle jugera suffisant.

Quant à M. Civiale lui-même, permettez-moi de lui faire une proposition qui rentre tout à fait dans le programme du prix d'Argenteuil :

Que ce chirurgien m'adresse, *jusqu'à la concurrence de dix,* les malades dont il a parlé à la fin de sa lettre et qui sont affectés de ces rétrécissements qu'il qualifie *infranchissables,* et où la méthode des incisions *est tout à fait impraticable,* et, *par chaque malade* chez qui je n'aurai pu triompher des impossibilités avancées par M. Civiale, de ces rétrécissements qui souvent l'obligent à renoncer à tout espoir d'obtenir une guérison complète, je m'engage à verser à la caisse de l'association des médecins de Paris *une somme de cinq cents francs.* — Je n'y mets que cette seule condition : c'est qu'il versera lui-même *pareille somme après chaque succès* que j'aurai obtenu dans ces circonstances ; et nous prendrons pour juge la commission même nommée pour le prix d'Argenteuil.

M. Civiale me fera sans doute connaître promptement qu'il accepte ma proposition. Il ne peut s'y soustraire qu'en avouant par là que ses allégations sont dénuées de vérité.

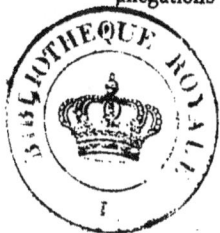

J'ose espérer, Monsieur le Président, que l'Académie accueillera avec bienveillance cette lettre, qui a pour but :

1° De provoquer la retraite de M. Civiale (1) ;

2° La demande de son remplacement par un chirurgien d'un hôpital du centre ;

3° Une prière à la Commission d'Argenteuil de vouloir bien être juge dans la lutte chirurgicale que je propose à M. Civiale.

J'ai l'honneur d'être avec un profond respect,

Monsieur le Président,

Votre très-humble et très-obéissant serviteur,

GUILLON.

Paris, 8 octobre 1844.

NOTE ADDITIONNELLE.

M. Civiale, qui s'occupe des rétrécissements du canal de l'urètre depuis un quart de siècle, devrait être certainement une autorité sûre et un conseil utile en ces matières. Malheureusement les transformations nombreuses qu'ont subies ses opinions sur ce sujet, ses éloges d'abord, ses critiques ensuite des mêmes moyens thérapeutiques atténuent singulièrement la confiance que devraient inspirer ses écrits, comme ils atténuent aussi la portée du blâme et de la critique qu'il laisse tomber sur mes travaux.

S'agit-il en effet de la cautérisation, par exemple ? Les opinions de M. Civiale changent avec les éditions de ses livres. Ainsi, en 1823, dans un ouvrage intitulé *Nouvelles considérations sur la rétention d'urine*, M. Civiale disait, page 68 : « Si, au bout de trois semaines ou un mois, le rétrécissement présente encore beaucoup de dureté et d'engorgement et qu'il oppose une certaine difficulté à l'introduction des sondes, nous nous trouvons très-bien de faire quelques applications de nitrate d'argent fondu.... L'expérience nous a prouvé que le caustique avait dans ces cas deux avantages bien réels : 1° de hâter la guérison ; 2° de prévenir la récidive. » A la page 69, il ajoute : « Les auteurs modernes sont remplis de faits qui prouvent de la manière la plus péremptoire les heureux effets obtenus par le

---

(1) Je n'ai point entendu par là récuser M. Civiale, droit qui ne m'appartient point ; mais lui faire sentir les raisons qui doivent le décider à se retirer.

caustique, pour détruire les rétrécissements organiques de l'urètre. Nous pourrions, à leur exemple, en rapporter un assez grand nombre; mais ils ne feraient que confirmer une chose sur laquelle il ne reste plus de doute. »

Hélas! cette opinion si formelle et si bien arrêtée en 1823 n'est plus la même en 1837 ; et dans la seconde édition du même ouvrage, on lit ce qui suit à la page 283 :

« Les coarctations dures de la partie spongieuse de l'urètre sont les plus graves ; il y a, pour ainsi dire, extinction des propriétés vitales du point malade. Je n'en ai vu guérir aucune complétement. La dilatation est toujours sans résultat; la cautérisation m'a paru aggraver constamment l'état du malade. »

Si les opinions de M. Civiale ont déjà changé deux fois relativement à la cautérisation, je ne désespère pas de le voir revenir à de meilleurs sentiments *envers les incisions.* —En attendant on sera peut-être bien aise de voir la manière dont en a parlé M. Civiale à la page 248 :

« Pour diviser le point rétréci du canal, il se présente plus de diffi- » cultés qu'on ne pense. Il faut procéder à tâtons et sans guide pour » découvrir et suivre l'urètre... En admettant que la division des ré- » trécissements puisse être faite sans accident, *on ne rétablit pas* » *le canal dans son calibre naturel ;* ON EN FAIT SEULEMENT » UN NOUVEAU, et les altérations de texture auxquelles la coarctation » avait donné lieu persistent, au moins en partie. »

Ce passage, où M. Civiale s'avise et s'ingénie de nous faire *créer un nouveau canal de l'urètre,* est le digne pendant de celui ci-après que j'emprunte textuellement à la première édition du même ouvrage, page 115 :

« Les ouvrages (dit-il) contiennent des faits qui sembleraient prou- » ver que des corps étrangers peuvent passer de l'estomac dans la » vessie. Il est question, dans les *Transactions philosophiques,* » de deux balles de plomb avalées par suite de coliques, et qui furent » rendues par l'urètre..... Au rapport de Pouteau, des haricots » blancs auraient aussi passé de l'estomac dans la poche urinaire.

» SI LES FAITS RAPPORTÉS SONT EXACTS, se demande M. Civiale, CES CORPS SUIVENT-ILS LE TORRENT DE LA CIRCULATION?... »

Cette formidable question, à laquelle M. Civiale n'ose pas répondre, ne donne-t-elle pas la mesure exacte des profondes connaissances de l'auteur en anatomie et en physiologie !!!...

*A Messieurs Amussat, Bégin, Bérard, Jobert, Jourdan,
Lagneau, Ségalas et Villeneuve.*

Messieurs,

Par une lettre adressée mardi dernier à M. le Président, j'ai eu
l'honneur d'informer l'Académie des motifs qui me faisaient penser
que M. Civiale se retirerait de la commission pour le prix d'Argenteuil, et de mes intentions de ne pas l'accepter pour juge et de me
retirer du concours dans le cas où il ne tiendrait aucun compte de
mes légitimes susceptibilités (1).

Avant de vous constituer définitivement, Messieurs, ayez la bonté
d'attendre que ma lettre ait été lue en séance publique ; ce qui ne
peut manquer d'avoir lieu mardi prochain.

Cependant, comme avant tout je veux prouver à M. Civiale, et à
tous nos confrères qui jusqu'ici m'ont accordé leur estime, que je
ferai tout ce qui sera dans les limites de mon droit pour repousser
l'accusation très-grave dont ce chirurgien s'est rendu coupable envers
moi dans le dernier numéro du Bulletin thérapeutique, que j'ai l'honneur de vous adresser, je viens vous prier, Messieurs, de profiter de
votre première réunion, surtout avant de vous constituer en commission, pour sommer M. Civiale de faire connaître les personnes dont
il parle dans cette lettre, et dans l'urètre desquelles j'aurais fait des
opérations inutiles.

Lorsqu'il vous aura donné leur adresse, un ou deux membres de
la commission, alors constituée, ou un plus grand nombre, à votre
volonté, ainsi que M. Civiale et moi, nous nous rendrons ensemble
chez ces mêmes personnes pour connaître et constater la valeur d'assertions aussi révoltantes.

Je demande aussi que M. Civiale veuille bien vous faire connaître :
1° Ce malade *en voie* de guérison dont il parle au bas de la
page 217, à qui il assure que j'ai dit : « *Vous serez le douze cen-
tième que j'aurai guéri par ma méthode ;* » 2° ceux dont il
parle (à la page 218), qui n'auraient pas tardé à se repentir de leur
confiance en cette méthode ; 3° et ceux chez lesquels des accidents se
seraient déclarés à une époque plus ou moins éloignée,

(1) Voyez la note de la page 6.

Je ne suis point infaillible, je ne veux tromper personne ; si les assertions de M. Civiale sont fondées, je le reconnaîtrai de bonne foi, ainsi que cela doit être. Mais, jusqu'à ce qu'il ait prouvé ce qu'il avance, je les déclare fausses et dictées par un sentiment peu honorable.

Bien que j'aie dépassé depuis assez long-temps le chiffre de douze cents guérisons, je n'ai rien entendu dire de semblable par qui que ce soit, au sujet des personnes que j'ai soignées. — J'ajouterai encore, quoi qu'en ait dit M. Civiale, que je n'ai jamais fixé d'une manière aussi exacte le chiffre qui pouvait être appliqué à chacune d'elles.

Puisque M. Civiale termine la phrase, dans laquelle il s'est prononcé aussi formellement contre l'*emploi des incisions et des moucheures* intra-urétrales par ces mots : « *Je ne connais pas une seule personne qui ait trouvé guérison,* » je ferai observer : 1° Que depuis quinze ans, moi, je n'ai pas trouvé de retrécissement incurable, bien que j'en aie soigné un grand nombre qui avaient été considérés comme tels par des chirurgiens célèbres; 2° que je n'ai point encore observé de rechute ; 3° que s'il y a eu des récidives chez des personnes que j'ai soignées, ces récidives ne sont point encore parvenues à ma connaissance.

Lorsque j'ai obtenu un nombre de *guérisons* aussi considérable, aucune de ces guérisons ne serait arrivée jusqu'à lui !... Ce n'est pas possible. Évidemment, M. Civiale ne dit pas la vérité... Et, pour ne citer qu'un seul exemple, je rappellerai le cas de M. Moret, qu'il n'avait pu guérir et dont il parle dans la première édition de son livre sur les maladies de l'urètre, page 69 (1). C'est à son sujet qu'il a écrit sur la cautérisation ces belles choses qu'il ne pense plus aujourd'hui, ainsi que je l'ai démontré dans la lettre que j'ai eu l'honneur d'adresser à l'Académie, il y a quelques jours. M. Moret a été examiné par la Commission nommée en 1839 par l'Académie, et sa guérison a été *reconnue complète et solide*, bien qu'il fût affecté de plusieurs retrécissements durs et anciens lorsqu'il vint réclamer mes soins; et bien que ces rétrécissements, qui l'obligeaient à maintenir continuellement une sonde élastique dans l'urètre, fussent compliqués de fistules urinaires qui s'ouvraient au scrotum, au périnée et dans le rectum.

(1) *Nouvelles considérations sur la rétention d'urine*, par J. Civiale. — Paris, 1823.

Peu de temps avant la mort de M. Moret, qui succomba à la suite d'une métastase rhumatismale, MM. Lagneau et Lisfranc, qui avaient été appelés en consultation, ont constaté que son urètre était parfaitement libre et que des bougies de quatre lignes ou environ un centimètre de diamètre y pénétraient avec la plus grande facilité.

D'après les déclarations qu'il a faites lui-même à la commission, M. Moret avait plusieurs fois dit à M. Civiale qu'il avait été guéri par moi de ses retrécissements anciens et des fistules qui les accompagnaient. M. Civiale l'a oublié. Peut-être est-ce là la cause des doutes qu'il a cru devoir élever sur la valeur scientifique des succès nombreux que j'ai obtenus.

Peut-être aussi s'attendait-il *à trouver* DEUX URÈTRES *chez les malades que j'ai guéris de rétrécissements fibreux : un mauvais et un bon;* un ancien et l'autre de nouvelle formation, comme il l'a exprimé d'une manière si pittoresque à la fin de la page 248 de la 2e édition de son livre sur les maladies de l'urètre. Alors ses dénégations seraient facilement et très-heureusement justifiées... Comme j'ai l'habitude de me conduire avec les autres comme je voudrais que l'on se conduisît avec moi, je lui pardonne de tout mon cœur, mais tout en lui faisant observer cependant qu'il ne peut raisonnablement être mon juge et mon accusateur en même temps.

J'ose espérer, Messieurs, que vous aurez la bonté de me faire connaître par un mot de réponse les déclarations qui vous seront faites par M. Civiale.

Agréez, etc.

GUILLON.

Paris, le 12 octobre 1844.

Afin que messieurs les académiciens qui n'étaient pas à la dernière séance puissent être au courant de ce qu'on y a dit sur ce sujet, j'emprunte ce qui suit au compte-rendu de cette séance inséré dans la *Gazette des hôpitaux* du 17 de ce mois.

Académie de Médecine.

Séance du 15 octobre. — Présidence de M. Ferrus.

M. LE SECRÉTAIRE PERPÉTUEL annonce que, parmi les pièces de la correspondance, on trouve une lettre d'un candidat au prix d'Argenteuil, lettre à laquelle le règlement et les antécédents de l'Académie ne permettent pas de faire droit.

M. Velpeau. C'est là l'opinion du conseil ; mais, pour que l'Académie pût juger de la légitimité de la demande et de la justice de la décision du conseil, il serait bon que lecture fût faite de cette lettre.

M. le Président. Il s'agit de la récusation d'un juge nommé dans la commission pour le prix d'Argenteuil, et le règlement ne prescrit rien à cet égard. Le conseil a donc pensé qu'il fallait passer outre.

M. Cornac. Je n'ai pas l'intention d'occuper l'Académie de la question de récusation, je m'empresse de reconnaître qu'il n'y a pas possibilité d'agiter ce sujet ; mais je désire appeler son attention sur la manière dont est composée la commission pour le prix d'Argenteuil. Il est probable, il est même certain que la commission aura à juger expérimentalement la valeur des procédés que les concurrents ont soumis au jugement de l'Académie pour le traitement des rétrécissements du canal de l'urètre. Où et par qui peuvent être faites ces expériences ? Évidemment ce n'est que dans les hôpitaux et par des chirurgiens d'hôpitaux. Or, dans la commission telle qu'elle est composée, il ne se rencontre que deux chirurgiens d'hôpital sur neuf commissaires. Messieurs, c'est trop peu. Le prix dont il s'agit est trop important, la question à résoudre offre trop d'intérêt pour que l'Académie ne sente pas le besoin de réunir dans le sein de la commission la plus grande masse de lumières possibles. Le règlement nous en donne le moyen : la commission n'est composée que de neuf membres, nous avons le droit de la porter à onze ; j'en fais la proposition formelle, et je désire que les deux nouveaux membres soient pris parmi les chirurgiens d'hôpitaux. (Rumeurs.)

M. Nacquart. J'appuie de toutes mes forces la proposition de M. Cornac. Par cela seul que des susceptibilités se manifestent à l'égard de la commission, il est digne de l'Académie de s'entourer de toutes les précautions possibles pour que son jugement définitif ait toute l'autorité qu'elle a droit d'espérer. Il ne peut s'agir de la question de récusation, pour laquelle l'Académie et les compétiteurs sont incompétents ; mais il est possible de composer la commission de telle façon que tout prétexte soit enlevé à des récriminations.

M. Bégin. La lettre dont il est question dans la correspondance a été renvoyée aussi à la commission. La commission l'a examinée, a pesé tous les motifs qu'on faisait valoir, et elle n'a pas cru devoir s'y arrêter. Elle s'est donc constituée. Revenir aujourd'hui sur la composition de la commission, ce serait la frapper de suspicion. Est-ce l'intention de l'Académie ?

PLUSIEURS VOIX. Non ! non !

M. VILLENEUVE. J'ajoute que la commission s'est déjà partagé la besogne ; que les travaux des compétiteurs ont été déjà distribués aux commissaires, et que l'adjonction de deux membres nouveaux entraînerait la nullité de tout ce qui a été fait jusqu'à présent. Cette réclamation aurait dû venir plus tôt.

M. DESPORTES. Cependant, Messieurs, je crois qu'il faut remonter aux principes. Un prix important, le plus beau de tous ceux que l'Académie ait à décerner, lui a été légué par M. d'Argenteuil. Quelle a été l'intention du légataire ? C'est que le plus grand nombre possible de concurrents se présentassent à ce concours. Or, si dans un premier vote l'Académie avait composé la commission de telle manière que quelques concurrents pussent avoir des motifs de s'éloigner, je dis qu'il serait du devoir de l'Académie de revenir sur son vote et de faire disparaître ces motifs. Il paraît que c'est ici le cas, il paraît que quelques concurrents s'éloigneraient pour n'être pas jugés par tel ou tel juge. Or, sans blesser en rien la susceptibilité de la commission déjà nommée, l'Académie ferait fort bien, invoquant son règlement, d'ajouter deux nouveaux commissaires dont l'adjonction aurait pour résultat d'affaiblir des influences que l'on semble redouter. (Agitation.)

M. MOREAU. La proposition de M. Cornac établirait un précédent fâcheux. Tout concurrent qui aurait à craindre les opinions d'un commissaire pourrait demander la récusation. Je m'oppose à toute modification à la commission.

M. BÉGIN. Je le répète, l'Académie, en modifiant la commission, ferait peser sur elle des soupçons offensants. Pour mon compte, je n'en ferais plus partie. (L'agitation redouble.)

M. NACQUART.. Cette susceptibilité m'étonne et ne me paraît pas justifiée. De quoi s'agit-il ? Un concurrent se présente au prix d'Argenteuil ; il rencontre au nombre de ses juges un de nos collègues qui, dans une publication récente, a formellement, sévèrement rejeté comme sans valeur les travaux que précisément il soumet à la commission du prix. Certes, ce candidat a le droit de demander à l'Académie si ses règlements ne s'opposent pas à ce que l'influence de ce juge soit affaiblie, et s'il n'y aurait pas opportunité et même justice à ce que deux nouveaux membres fussent adjoints à la commission.

M. LAGNEAU. Membre de la commission du prix d'Argenteuil, je viens cependant appuyer la proposition de M. Cornac. Ce n'est pas assurément que je doute des lumières de la commission nommée, ni de son impartialité, ni de sa justice, mon témoignage serait ici surabondant. Mais dans une question qui nécessitera certainement de nombreux déplacements de la commission, je voudrais que deux chirurgiens des hôpitaux centraux, comme l'Hôtel-Dieu et la Charité, fussent adjoints à la commission déjà nommée. J'avoue que je ne me rends pas très-bien compte de la susceptibilité de M. Bégin, et que je ne vois pas en quoi la nomination de deux nouveaux commissaires peut déconsidérer ceux qui sont déjà nommés.

M. BÉGIN. Si l'Académie adopte la proposition de M. Cornac, ce n'est pas deux, mais bien trois commissaires qu'elle aura à nommer, car je me retire.

M. ROCHOUX. En effet, c'est faire injure à la commission déjà nommée.

M. CORNAC. Je proteste contre l'expression d'injure dont M. Rochoux vient de se servir. Dans ma proposition, je n'ai rien voulu articuler de personnel contre aucun membre de la commission. J'ai indiqué un principe, je persiste dans ma demande.

QUELQUES VOIX. L'ordre du jour !

M. LE PRÉSIDENT. L'ordre du jour étant demandé, il doit avoir la priorité; je vais donc le mettre aux voix.

Une faible portion de l'Académie prend part au vote, et l'ordre du jour est adopté.

Cette décision de l'Académie est-elle irrévocable?

Les membres de cette compagnie, aujourd'hui bien instruits de la vérité des faits et de leur nature, trouveront-ils que mes susceptibilités ne sont pas légitimes? — Pensent-ils que je doive accepter pour juge un accusateur passionné, dont les opinions connues d'avance me sont aussi ouvertement, aussi étrangement hostiles?

Les esprits les plus austères peuvent-ils repousser encore, comme blessant en rien les convenances, cette demande si bien formulée par M. Cornac, et appuyée par MM. Nacquart, Desportes et Lagneau?

Puisque le règlement de l'Académie ne me permet point de récuser M. Civiale, et puisqu'il permet de porter jusqu'à onze le nombre des membres de cette commission, ne puis-je, dans la position où je me trouve, et en ma qualité de compétiteur pour le prix fondé par le marquis d'Argenteuil, demander cette augmentation?

Je soumets ces questions à la sagesse et à la justice de MM. les membres de l'Académie de médecine.

Si, en définitive, je suis obligé de subir M. Civiale, l'Académie sera éclairée sur les motifs de la légitime défiance qu'il m'inspire.

Il s'est approprié en 1841 un moyen que j'emploie pour guérir les rétentions d'urine produites par des obstacles valvulaires de l'orifice interne de l'urètre; moyen que je lui avais indiqué en 1838, ainsi que je l'ai dit dans la réclamation que j'ai eu l'honneur d'adresser à l'Académie, le 19 septembre 1843. Cette fois j'espère qu'il n'osera pas s'approprier les autres procédés, que j'ai proposé d'employer devant la commission, et à l'aide desquels, quoiqu'il en dise, on obtient la guérison complète de ces rétrécissements durs et anciens qu'il déclare incurables.

En présence de MM. ses collègues, je pourrai, sans craindre de sa part un nouvel *emprunt*, lui démontrer : 1° qu'on peut triompher de ces coarctations qu'il déclare infranchissables, et que souvent même on les guérit dans un temps assez court ; 2° que dans ces cas, et par un traitement rationnel, quoiqu'il ait affirmé le contraire, *on rétablit l'urètre dans son calibre naturel* ; 3° qu'il n'est pas nécessaire, COMME IL LE CROIT, et comme il l'a exprimé (p. 248) d'une manière si curieuse *dans son Traité* PRATIQUE, de faire aux malades affectés de ces sortes de rétrécissements UN NOUVEAU CANAL pour qu'ils puissent facilement vider leur vessie.

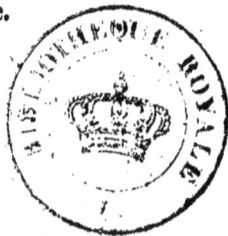

IMPRIMÉ PAR BÉTHUNE ET PLON, A PARIS.

www.ingramcontent.com/pod-product-compliance
Lightning Source LLC
Chambersburg PA
CBHW050413210326
41520CB00020B/6579